CUIDE DOS PAIS ANTES QUE SEJA TARDE

Do Autor:

As Solas do Sol
Um Terno de Pássaros ao Sul
Terceira Sede
Biografia de Uma Árvore
Cinco Marias
Como no Céu & Livro de Visitas
Meu Filho, Minha Filha
O Amor Esquece de Começar
Canalha!
Mulher Perdigueira
www.twitter.com/carpinejar
Borralheiro
Ai Meu Deus, Ai Meu Jesus
Espero Alguém
Para Onde Vai o Amor?
Me Ajude a Chorar
Felicidade Incurável
Todas as Mulheres
Amizade é Também Amor
Cuide dos Pais Antes que Seja Tarde
Minha Esposa Tem a Senha do Meu Celular
Família é Tudo
Carpinejar

CARPINEJAR
CUIDE DOS PAIS ANTES QUE SEJA TARDE

18ª edição

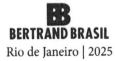

Rio de Janeiro | 2025

Copyright © 2018, Fabrício Carpi Nejar

Texto revisado segundo o novo
Acordo Ortográfico da Língua Portuguesa

2025
Impresso no Brasil
Printed in Brazil

CIP-BRASIL. CATALOGAÇÃO NA PUBLICAÇÃO
SINDICATO NACIONAL DOS EDITORES DE LIVROS, RJ

	Carpinejar, Fabrício, 1972-
C298c	Cuide dos pais antes que seja tarde / Fabrício
18ª ed.	Carpinejar. – 18ª ed. – Rio de Janeiro: Bertrand, 2025.

ISBN 978-85-286-2294-2

1. Ficção brasileira. I. Título.

	CDD: 869.93
18-47647	CDU: 821.134.3(81)-3

Antonio Rocha Freire Milhomens – Bibliotecário – CRB-7/5917

Todos os direitos reservados. Não é permitida a reprodução total
ou parcial desta obra, por quaisquer meios, sem a prévia autorização
por escrito da Editora.

Direitos exclusivos de publicação adquiridos pela:
EDITORA BERTRAND BRASIL LTDA.
Rua Argentina, 171 – 3º andar – São Cristóvão
20921-380 – Rio de Janeiro – RJ
Tel.: (21) 2585-2000 – Fax: (21) 2585-2084

Atendimento e venda direta ao leitor:
sac@record.com.br

Apresentação

Não quero mais ter razão na vida, só quero ter amor.

Eu teimava com meus pais, adorava ganhar uma discussão deles, me vangloriava de ser moderno, transgressor e rebelde, plantava sempre assuntos polêmicos como pena de morte e aborto nas rodas de almoço e jantar, táticas para denunciar o conservadorismo dos dois. Batia a porta, fechava a cara, gritava como um sindicalista lutando por melhores condições dentro de casa. E eles pediam que eu tivesse calma, que não faltasse com a educação, que não levantasse da mesa sem terminar a refeição, pois não adiantava reclamar da injustiça do mundo se não limpava o meu prato.

No fundo, eles me aceitavam do jeito que era, eu que jamais os aceitei como eles eram. Eu era o intransigente. Possuído pelos argumentos, não percebia um detalhe esclarecedor: se eu podia pensar diferente era porque meus pais me deram liberdade. Eles me permitiram crescer com os meus ideais. Por que não tolero as suas convicções distintas?

Perdi muito tempo pela vaidade das ideias. Perdi muito tempo do afeto paterno e materno. O que importa é estar junto para o que der e vier. Família não é para concordar, mas para apoiar qualquer que seja o caminho adotado.

Fui descobrindo que não estava sendo um bom filho. Até era um bom pai, um bom marido, um bom amigo, mas filho, não. Deixava os meus pais por último para telefonar e visitar. Eles podiam esperar. Será?

Acreditamos que os pais são eternos, imutáveis, que estarão próximos quando surgir a necessidade. Mas eles adoecem e morrem. É uma fatalidade inevitável, não há como parar a idade, recuar o fim.

Se é certo que os pais um dia vão adoecer e partir, por que não organizamos a nossa vida para acolhê-los? Por que não assumimos sua gestação? Por que não reduzimos o ritmo da carreira para darmos sentido para os seus últimos dias?

Não há como subornar o limite físico, mas é possível mudar o limite psicológico e sentimental. Pois há filhos que abortam seus pais dentro do coração, e os enterram precocemente, antes mesmo do velório. Abandonam os pais no asilo. Largam os pais para a temeridade violenta da solidão.

Fundamos a cumplicidade com os pais por um equívoco: a necessidade. Não deveríamos procurá-los só quando precisamos. É transformar o amor em interesse, é converter a ternura em assistencialismo. São os nossos infinitos provedores financeiros e emocionais, nosso SOS, nossa ligação direta com o céu. Jamais invertemos a perspectiva e trocamos de lugar: o que eles desejam?

Filhos demoram para a empatia. Caminhamos com um ano, falamos com até dois anos, levamos décadas para avançar na generosidade.

Meus pais foram envelhecendo, foram se fragilizando, foram precisando mais de mim. E como não precisava tanto deles, ocupado com o meu trabalho e as minhas relações, tornei-me ausente. Um ausente egoísta, que empurrava os problemas para os irmãos e não pretendia se incomodar com a velhice e a saúde dos meus guardiões.

Saudade que não é praticada vira ressentimento. Palavra que não é dita se isola em orgulho. Hoje eu vejo o tamanho do meu despreparo.

Este livro é uma tentativa desesperada de ser mais pai de meu pai, mais pai de minha mãe, e devolver um pouco do que recebi deles na infância. Pelo menos, serve como um pedido de desculpa.

Minha mãe vai encolhendo. Cada vez mais baixo a cabeça para receber sua benção. Ela levanta o braço direito com esforço para alcançar minha testa, indecisa entre buscar uma escada e pisar na ponta dos pés.

Sempre que me despeço dela, recebo sua proteção. Sou sua prateleira de água benta. Não existe tchau sem o sinal da cruz e a reverência à maternidade.

Eu disse que minha mãe vai encolhendo, mas sua generosidade só vem alargando. Preocupa-se como o filho escritor se vira. Telefona nas manhãs, com a voz calma de feriado em dias úteis. Entrega semanalmente sorvete de pistache em meu apartamento, o nosso contrabando de doce.

Os pais diminuem de tamanho, arqueiam as costas, para serem os nossos bebês.

Eu já posso dar colo para a mãe, ela já cabe em meu peito, ela já entra no berço dos braços, ela já pode morar em meu ventre, ela não tem idade porque se misturou à minha vida.

Tão pequenina, tão amada. Seu corpo se apequena porque a alma não para de crescer.

É uma criança sábia, anda em linha reta pela calçada, devagar, nunca se desviando da rota traçada, um passarinho que poderia voar e não usa as asas para não esnobar os humanos, um passarinho no fio elétrico invisível de Deus.

Minha mãezinha, mãezinha mesmo. O diminutivo é imensidão.

Quando eu me separei aos 30 anos e voltei para a residência materna, não me senti derrotado, não me senti fracassado, não me senti humilhado. Eu me veria assim se não tivesse sua retaguarda. Sair de casa não é sair da família.

Foi um período que finalmente pude aproveitá--la desprovido do ranço adolescente. Experimentei uma sortuda repescagem daquelas tardes trancado no quarto.

Antes, jovem cabeludo e rebelde, eu apenas discutia, brigava e me interessava em sumir de perto. Naquele tempo de luto do amor, uma vez adulto, fazia questão de escutar suas teorias sobre poesia e desfrutava do silêncio da cumplicidade para cicatrizar as feridas e as palavras. Tomávamos chimarrão e brincávamos de recitar versos um para o outro.

— Alguns são autores, mas todas as pessoas são poetas — esclarecia ela.

O entardecer e o amanhecer têm hoje os cabelos brancos da minha mãezinha.

Derrota é perder quem amamos antes do fim, pelo fracasso de nossa comunicação. O resto é agradecimento.

Pagamos caro por objetos retrô. Não economizamos para ter uma geladeira Steigleder branca igualzinha à que existia na casa da avó. Ou um aparelho três em um idêntico ao que reinava na estante da sala. Somos colecionadores de nossos hábitos.

E aceitamos até os defeitos de volta. Queremos uma geladeira barulhenta como a de outrora, onde secávamos as meias nas grades traseiras durante o inverno. E queremos um vinil que traga ruídos de cigarras e que pare em algumas canções mesmo.

Nossa vontade é pelo retorno da afetividade das coisas, somos capazes de girar o mundo à cata de relíquias, somos capazes de imersão digital em sites de busca, somos capazes de lances absurdos e irreais no pregão da infância. Não nos assustamos com os valores abusivos e agimos com ansiedade pelos negócios fechados e pelo martelo das bolsas.

Parece bonito o apego, mas não é. Porque não damos valor nenhum para as pessoas retrô de nossas vidas.

Nossa avó, mais do que a geladeira, está ali disponível com a sua prodigiosa tapeçaria da memória, e não a acolhemos em nossa casa. Nossos pais, mais do que o três em um, estão ali disponíveis com suas histórias dentro de trilhas favoritas, e nem sequer contamos com a paciência de ouvi-los.

Procuramos reaver um tempo sem seus personagens principais. Acabamos nos interessando por um tempo vazio, absolutamente decorativo. E desprezamos o tempo real, vivo e biológico que corre em nossas veias e em nossos nomes.

As pessoas retrô são postas de lado, abandonadas. Logo elas, loucas por atenção. Reclamamos de suas falhas, naturais para a idade, para justificar um confortável distanciamento.

Por que se preocupar com a pele do passado, se podemos garantir o luxo da alma, a reconstituição exata e emocional do que vivemos com quem nos criou?

Não há livro antigo que reproduza a sabedoria de minha mãe. Em vez de comprar uma edição rara em um sebo, basta convidá-la a almoçar que já desfruto de uma biblioteca inteira de primeiras edições.

É o sobrenatural da simplicidade me ensinando a ser feliz. Uma encadernação em movimento soltando suas folhas e frases marcantes.

Ela me contou, por exemplo, que está grávida aos 78 anos. É um milagre mesmo. Disse para mim que "onde toca engravida". Eu acredito. Pois ela toca em uma orquídea e fica grávida da mais sincera gargalhada. Ela toca em um parapeito da janela e fica grávida de uma rua. Ela toca em uma roupa no varal e fica grávida do sol. Ela toca em um castiçal e fica grávida das estrelas.

Não há como permanecer longe e indiferente a tantos novos irmãos surgindo a todo instante.

Enquanto vejo as mãos de minha mãe livres na mesa, gesticulando com ênfase italiana e passional, lembro que nem sempre foi fácil encaixar meus dedos nos seus.

Na infância, éramos muitos filhos. E na hora de passear tínhamos que brigar para andar de mãos dadas com os pais. Quatro mãos concorridas a tapas pelos irmãos.

Um habitualmente circulava solto, esperando sua vez de ser chamado para o contato.

E a mãe oferecia, então, a mão invisível do grito:

— Anda mais rápido!

Ela espichava o olhar para não extraviar uma das crias da ninhada. Imagino o quanto sofriam para nos levar para a rua e controlar as brincadeiras e as frequentes distrações. O quanto penavam para nos fixar na linha de um rumo certo.

Um carretel mantendo o bando unido nas caminhadas pelo centro de Porto Alegre. Um carrossel de preocupação e ternura, para ninguém se perder e ficar para trás. Um circo de loja em loja, de restaurante em restaurante.

Não facilitávamos: mexíamos em pedrinhas, em flores nos canteiros, parávamos para colher frutas, encarávamos as vitrines pelos sonhos dos reflexos.

— Não mexa aí!

Os filhos que se mantinham pendurados no cabide dos braços não eram o problema. O medo se voltava para o avulso, o que andava próximo e perigosamente com independência, por absoluta falta de mãos.

E eu me sentia o filho menos querido quando terminava sendo o escolhido para perambular sozinho. Nem queria a mãozinha do irmão, que se equiparava a uma esmola. Não admitia compaixão: desejava tudo ou nada.

E eu me sentia o filho dileto e mais amado quando chamado para fazer a frente de combate. O sorriso de satisfação e orgulho vinha fácil e rápido. Óbvio que provocava a ovelha desgarrada com a lã crespa de minha felicidade.

Disputávamos a atenção como quem trava um duelo de garfos pelo último bolinho de chuva na bandeja.

As andanças desesperadas da meninice influenciaram os meus passos. Sou ansioso para chegar a algum lugar, mesmo quando tenho folga e estou adiantado. A ansiedade obedece ainda a ecos dos comandos materno e paterno.

Hoje os pais, velhos, já separados e morando cada um em seu apartamento, estão com as mãos disponíveis. Os irmãos esqueceram a avidez da concorrência. Não mais se angustiam pelo privilégio.

Talvez tenham que reparar, como eu agora, que a dinâmica familiar se inverteu. Eles é que precisam de nós, não mais nós, deles.

Sou eu quem devo levá-los a passear. E veja a minha sorte adulta. Ninguém ficará de fora. Eu possuo exatamente um par de mãos para não deixar nenhum deles sozinho neste mundão de fragilidades.

Há uma quebra na história familiar onde as idades se acumulam e se sobrepõem e a ordem natural não tem sentido: é quando o filho se torna pai de seu pai.

É quando o pai envelhece e começa a trotear como se estivesse dentro de uma névoa. Lento, devagar, impreciso.

É quando aquele pai, que segurava com força nossa mão, já não tem como se levantar sozinho. É quando aquele pai, outrora firme e intransponível, enfraquece de vez e demora o dobro da respiração para sair de seu lugar.

É quando aquele pai, que antigamente mandava e ordenava, hoje só suspira, só geme, só procura onde é a porta e onde é a janela – tudo é corredor, tudo é longe.

É quando aquele pai, antes disposto e trabalhador, fracassa ao tirar sua própria roupa e não se lembra de seus remédios.

E nós, como filhos, não faremos outra coisa senão trocar de papel e aceitar que somos responsáveis por aquela vida. Aquela vida que nos gerou depende de nossa vida para morrer em paz.

Todo filho é pai da morte de seu pai.

Ou, quem sabe, a velhice do pai e da mãe seja curiosamente nossa última gravidez. Nosso último ensinamento. Fase para devolver os cuidados que nos foram confiados ao longo de décadas, de retribuir o amor com a amizade da escolta.

E assim como mudamos a casa para atender nossos bebês, tapando tomadas e colocando cercadinhos, vamos alterar a rotina dos móveis para criar os nossos pais.

Uma das primeiras transformações acontece no banheiro.

Seremos pais de nossos pais na hora de pôr uma barra no box do chuveiro. A barra é emblemática. A barra é simbólica. A barra é inaugurar um cotovelo das águas.

Porque o chuveiro, simples e refrescante, agora é um temporal para os pés idosos de nossos protetores. Não podemos abandoná-los em nenhum momento, inventaremos nossos braços nas paredes.

A casa de quem cuida dos pais tem braços dos filhos pelas paredes. Nossos braços estarão espalhados, sob a forma de corrimões.

Pois envelhecer é andar de mãos dadas com os objetos, envelhecer é subir escadas mesmo sem degraus.

Seremos estranhos em nossa residência. Observaremos cada detalhe com pavor e desconhecimento, com dúvida e preocupação. Seremos arquitetos, decoradores, engenheiros frustrados. Como não previmos que os pais adoeceriam e precisariam da gente?

Nos arrependeremos dos sofás, das estátuas e do acesso caracol, nos arrependeremos de cada obstáculo e tapete.

E feliz do filho que é pai de seu pai antes da morte, e triste do filho que aparece somente no enterro e não se despede um pouco por dia.

Meu amigo José Klein acompanhou o pai até seus derradeiros minutos.

No hospital, a enfermeira fazia a manobra da cama para a maca, buscando repor os lençóis, quando Zé gritou de sua cadeira:

— Deixa que eu ajudo.

Reuniu suas forças e pegou, pela primeira vez, seu pai no colo.

Colocou o rosto de seu pai contra seu peito.

Ajeitou em seus ombros o pai consumido pelo câncer: pequeno, enrugado, frágil, trêmulo.

Ficou segurando um bom tempo, um tempo equivalente à sua infância, um tempo equivalente à sua adolescência, um bom tempo, um tempo interminável.

Embalou o pai de um lado para o outro. Aninhou o pai. Acalmou o pai.

E apenas dizia, sussurrando:

— Estou aqui, estou aqui, pai!

O que um pai quer apenas ouvir no fim de sua vida é que seu filho está ali.

A dor da perda exige tempo para doer. Saber não é ainda sofrer.

Nos despedimos de alguém por fora, pelas palavras, mas demora para nos despedirmos por dentro, pelo silêncio e pela saudade. Demora para nos desapegarmos pelos hábitos e pela rotina. Demora muito tempo para uma ferida encontrar a saída.

Uma coisa é dizer adeus, outra é não ter mais como telefonar ou visitar ou abraçar ou beijar ou partilhar uma casualidade fora de hora. Ficar sozinho é muito mais fundo do que falar sozinho.

Há conversas que só poderiam ser feitas com um ente que não existe mais. Com o confidente, morrem os nossos segredos. Morre parte de nossa intimidade. A voz prosseguirá apartada dos ouvidos prediletos.

Quando um amigo enfrenta a morte de um pai ou de uma mãe, não arrisco a elogiá-lo dizendo que está reagindo com coragem. O susto da notícia não é a dor. A surpresa é apenas o começo do luto.

Os dias serão definitivamente diferentes dali por diante. Os sonhos serão as únicas lembranças novas daquela relação.

Por mais que a morte signifique um alívio, com o fim do sofrimento da pessoa amada, sentiremos a falta bem depois. Nenhuma justificativa preencherá a lacuna. Nenhuma religião amenizará a violência de não mais ver e ser visto.

A dor explodirá depois, quando ninguém mais comentar o assunto, quando todos continuarem com suas urgências e o funeral já não provocar condolências.

A esperança confunde nas primeiras semanas, nos primeiros meses, nos primeiros anos, pois ela ainda se alimenta de um passado recente. Complicado quando a esperança também vai se apagando, e você percebe que o "até um dia" dito pelo padre era uma metáfora, não acontecerá nessa vida, que não terá a chance de dizer mais nada, de repor mais nada. Por isso que os familiares retardam ao máximo a visita à lápide querida, realmente acreditam que o morto surgirá de repente e que tudo foi um engano.

O velório e o enterro não machucam tanto porque se tem o corpo perto para chorar. O difícil é a lágrima na distância, a lágrima sem pele nenhuma pela frente, a lágrima órfã, a lágrima no futuro.

Triste não é seguir atrás do caixão até a terra, no cortejo melancólico pelos corredores de pedra, apoiado pelos colegas e conhecidos. É seguir à frente do caixão na próxima década, após o portão do cemitério fechar, tendo que cobrir um nome com as próprias lembranças e se virar com as perguntas.

A verdadeira dor da perda é falar sozinho. Enfrentar a loucura de falar sozinho.

O que é estar preparado para a vida?

Minha mãe não entra no fundo de uma piscina, mas é a que mais mergulha nos livros. Meu pai jamais aprendeu a andar de bicicleta, mas vive me dando carona em sua risada. Tenho amigos que não tocaram num volante de carro, e conhecem a cidade melhor do que ninguém. Não posso sentenciar que são despreparados, porque eles completam lacunas com outras sabedorias.

Há pessoas que não vão se casar, e experimentaram manifestações sublimes de amor. Há pessoas que não terão filhos, e cuidam dos sobrinhos e afilhados com imensa delicadeza. Há pessoas, sem amigos, que são amigas dos seus pensamentos. Há pessoas com uma roda infinita de companhias com medo da própria solidão. Há pessoas que nunca moraram sozinhas, e acertaram as contas familiares e cuidaram da velhice dos entes queridos. Há pessoas que não colocaram uma gota de álcool na boca, e são ébrias por natureza.

Como pesar o que é decisivo para viver?

Não subir em um avião não quer dizer que não exista bagagem. Assim como visitar o exterior nada representa para quem não pisou no interior de si mesmo.

Eu não sei dançar, não sei ficar calado, não sei inglês o suficiente, não sei dormir brigado com a esposa, há tantas ignorâncias em mim que não me vejo inteiramente seguro. Tampouco significa inconsistência.

Preparar-se para a vida é aceitar críticas e acolher os defeitos? Pode ser. Árduo trabalho admitir a oposição e a contrariedade, complicado assumir que as nossas atitudes nem sempre agradam e encarnar uma posição minoritária no emprego ou em casa. Não toleramos a oposição, porém toda aceitação é personalizada, vem de uma criteriosa escolha, não é superficial como o rancor.

Talvez a generosidade seja o maior sinal de amadurecimento, quando abandonamos a casca de nossos problemas e despertamos para a empatia da simplicidade e da imperfeição. Talvez seja o perdão, quando acolhemos uma desculpa polêmica, vencemos o ódio e a vingança e oferecemos uma segunda chance àquele que errou os passos em nossa estrada. Talvez a preparação seja consumada quando nos despedimos dos pais, jogamos um punhado de terra sobre a madeira do caixão e ouvimos, silenciosamente, o som da pá do coveiro denunciando o nosso batimento cardíaco.

Talvez a preparação da vida seja amar, desamar e amar de novo, não convertendo os dissabores em preconceitos.

Talvez seja somente não sentir inveja de quem sabe algo que não sabemos fazer.

Vejo inventários que se prolongam por décadas, com famílias disputando nos tribunais o que dividiriam naturalmente se o pai ou a mãe estivesse vivo.

É uma jornada perigosa e violenta, capaz de destruir o legado e manchar a harmonia de um sobrenome. Uma longa guerra de inveja e de ciúme entre crianças disfarçadas de adultas e com escudo dos advogados.

Da mesma forma como os irmãos concorriam pela atenção dos pais, pela predileção psicológica, enquanto todos existiam pacificamente, passam a brigar pela propriedade das lembranças. São filhos se odiando como nunca, sem castigo e sem cinto, selvagens no ato de possuir um imóvel ou um bem. Não pensam pelo morto, o quanto ele trabalhou para garantir paz e conforto aos herdeiros, o quanto suou e sacrificou os seus finais de semana para assegurar tranquilidade aos pósteros. Pensam com a mesquinhez de arrematar os melhores brinquedos e as condições mais prósperas. Buscam seus direitos e apagam os deveres familiares que continuam existindo, com ou sem os pais vivos.

Neste conflagre de egos, a alegria de um é maior se criar também a tristeza na companhia. A satisfação cresce ainda mais ao abocanhar a maior parte e conseguir subtrair os demais dos privilégios.

Diante do falecimento do ente querido, os filhos esquecem que têm irmãos e se transformam, espiritualmente, em filhos únicos. Colocam em curso uma esquisita e infeliz alienação filial.

Puxam para si as mangas da ausência da roupa maternal e paternal imitando as presenças da infância.

Tentam reconstituir em vão no colo da lei o aconchego dos abraços, mas apenas se distanciam dos manos que sofrem igual e que restaram ao lado. A partilha se converte em monopólio, a custo de isolamento e desconfiança.

Querem ser donos da morte do pai ou da mãe. Como se a morte possibilitasse algum dono. A morte é de ninguém. A morte é saudade de quem amamos, de quem nos habitará por toda a vida, independentemente de ações e liminares.

O que mais ansiava aquele que partiu era uma família unida, e o que mais amarga é a dissolução dos laços. O espólio que serviria para acalmar as dores em tempos de crise é manobrado em xadrez de interesses e maquinações, em tabuleiro de vinganças e vitimizações.

Ninguém pretende perder o pai e a mãe pela segunda vez, agora simbolicamente para o irmão, e faz de tudo para manter a sobrevida moral dos falecidos.

O orgulho de filho mimado, de filho cheio de si, não permite cedências e recuos, desculpas e generosidade. Creem que serão novamente enganados, pois entendem a morte como uma trapaça, jamais como a grande prova de amor e de caráter moldado pela educação recebida.

Chega uma fase em que visualizamos o tempo que nos falta. Percebemos menos vida pela frente do que a vida que já experimentamos. É quando avistamos, ao longe do oceano, um limite, uma ilha, um desembarque. Raciocinamos que faltam dez ou quinze anos para permanecer ainda, palpável e físico, entre quem amamos. Realizamos um prognóstico amigável com a nossa faixa etária. É um palpite, mas dói como profecia. Temos dimensão da longevidade de nossas ações. O medo se mistura à serenidade, até que estar pronto para partir convirja com os familiares estarem prontos para se despedir.

Minha mãe, com 77 anos, experimentou esse fluvial vislumbre. Pediu ao meu irmão Rodrigo um pé de nozes no seu aniversário, coisa de quem nasceu no interior e jamais se cura das plantas e da horta.

Só que o jardineiro alertou ao Rodrigo que a árvore demoraria dez anos para frutificar.

Dez anos?, pensou a mãe com perplexidade. E respondeu para si que achava que não estaria mais viva, que não valeria a pena enraizar a nogueira. Mas logo insistiu na encomenda.

Os filhos aceitaram o engano, naquela covardia de contrariar a esperança de alguém. Não dá para contestar a esperança do outro, é muito pessoal e cultivada no mar mais profundo.

A mãe chamou a família para deitar a muda no jardim, com direito a pá e discurso. Enquanto ela mexia na terra, ríamos de sua vivacidade.

Depois que terminou, ficou admirando o invisível das folhas. Lembrava uma menina vigiando o pé de feijão no algodão da escola, no pote de margarina da infância.

Daí ela disse:

— Não plantei para mim, plantei para os meus netos.

Nem tudo na vida precisa ser visto para ser amado.

Os filhos só vão respeitar os pais se respeitaram os avós. Só serão educados, só deixarão de fazer birra e chantagem, choro e culpa, se souberem conviver com os avós.

Sem o contato com outra geração mais velha, serão apenas mimados e briguentos, farão algazarra na mesa e baterão a porta do quarto.

Quem define a educação não são os pais, mas como os pais honram os seus pais e como inspiram os filhos a se comportarem com os pais dos pais. Esse é o ponto de conversão, o espelho necessário.

Os presentes e os cuidados, os afetos e o tempo concedido não definem um relacionamento saudável de filiação.

Quem é um bom neto será um bom filho. A ordem não pode ser mudada. Porque a criança aprenderá a ouvir aquele que veio antes, a se importar com as lembranças familiares, a obedecer o ritmo da idade e da calma. Entenderá o que é falar depois de ouvir, o que é amar depois de fazer. Terá paciência para caminhar mais lento e suportar infinitas versões de uma mesma história. Perderá o egoísmo da pressa. Verá que as pessoas envelhecem e precisam de cuidados maiores. Verá que a gentileza não é uma formalidade, porém um modo de preservar a rotina.

Com os pais, os filhos são direitos. Com os avós, reconhecem quais são seus deveres.

Nada mais generoso do que assistir à televisão com os avós e testemunhar as risadas de piadas incompreensíveis para a nova geração, para se afastar um pouco do celular e reassumir o valor da presença diante da mesquinharia das ilusões. Nada mais terapêutico do que perguntar o que significam palavras antigas.

A avó e o avô funcionam como antídotos contra a gritaria e as ofensas.

Criança que ajuda os avós certamente cederá o lugar no ônibus e carregará as sacolas do supermercado de uma estranha na rua. Pois sempre se lembrará daquele que gosta e é mais vulnerável.

Filho que apenas fica com os pais é abusivo, mia e chora por qualquer coisa, não obedece, não diz obrigado, cabula as tarefas, acha que mora num castelo com a obrigação de ser servido e que todo mundo é eterno. Já filho que divide uma noite com os avós conhece o que é saudade e teme a morte. Não vai colocar sua vontade em primeiro lugar, já que perceberá a necessidade majestosa dos mais idosos. Manterá em si um pouco do temperamento de enfermeiro e de cuidador por toda a vida.

Mesmo que os avós não estejam mais entre nós, existe a memória deles, que permanece sendo uma eterna tutoria.

Foi com os avós que me doutorei no meu silêncio, acompanhando o nono na pescaria e esperando fisgar um peixe durante horas de observação do lago. Que descobri o valor de um bolinho de chuva no meio da tarde e a arte de montar a pirâmide de lenha na lareira. Que assimilei a importância de vestir um pulôver, tricotado pela nona, mesmo que fosse para caminhar pela sala.

A educação é filha do amor, mas neta do respeito.

Educação tem que ser rápida. É pensar um pouco que perdemos a chance. É titubear que as boas intenções nunca serão concretas. É hesitar que a gentileza será somente um pensamento vão e inexistente.

Educação não tem rascunho, cópia, arquivo de segurança, repescagem. Ou é ou nunca foi. Exige atitudes determinadas. Ou o sangue bombeia o sopro benfazejo ou o vento troca repentinamente a imagem de nossas pálpebras.

Amarguei a lacuna em São Paulo. Uma senhora descia do táxi na rua Augusta. Eu estava caminhando e parei a trinta metros da cena. Vi que ela fechou a porta com dificuldade, sem força. Errou na primeira tentativa. Nesse momento, cogitei ampará--la, oferecer o braço e seguir com ela até a entrada de seu edifício. Só que me apareceu um receio imprevisto, um pudor incalculável, não quis ser invasivo, não desejei expor sua fragilidade, todas as desculpas que vêm com a covardia, e estaquei. Não me mexi e assisti ao desenlace como mais um anônimo provisório no fluxo da semana.

Não é que ela tropeçou na falha da calçada e se desequilibrou ruidosamente?

Não deu tempo de eu correr — preso na distância da incerteza — e segurar seu corpo desengonçado, em declínio com o peso da bolsa.

Os sapatos beges escapuliram dos calcanhares e ela bateu a cabeça no meio-fio.

Quando confortei seu tronco com a parede do meu, procurando ligar para a emergência com uma das mãos e conter o ferimento da testa com a outra, dei-me conta do quanto havia vacilado. Em vez de um favor pontual, lhe prestava tardio socorro. O atraso do gesto transformou a timidez em tragédia. A vó acenava a cabeça dissuadindo cuidados:

— Não precisa, não precisa, me levanto sozinha.

Com 82 anos e o curto nome de Lia, ela se assustou com o cortejo imediato de uma pequena multidão.

Antes ninguém se dispôs a ajudar, agora dezenas de curiosos se mostravam solícitos, inclusive eu. O sangue chama os vampiros.

Foram segundos de desinteresse da minha parte que quase custaram a vida de Lia. E ainda há a crença de que a falta de educação não mata.

Minha mãe é partidária da resiliência. Se está ruim, não espera que fique pior. Em vez de amaldiçoar a escuridão, ela acende palavras e velas quando a vida escurece.

Nunca comemorou apenas as boas notícias. Quando faltava dinheiro no fim do mês, com as contas pendendo no precipício, reunia os filhos para agradecer o futuro com um farto estrogonofe e batata palha. Parecia festa de casamento. Porque tristezas casadas são menos tristes.

— Comemorar o quê? — perguntávamos.

— Qual a graça de comemorar só as coisas boas? — respondia ela.

Não aniversariávamos as conquistas, mas também os fracassos. Era um jeito de acreditar sempre. Despertávamos o otimismo nas crises, mobilizávamos nossa união diante das adversidades. Ríamos dos problemas para não aumentá-los com o rancor, o silêncio e o ressentimento. Reagíamos com leveza quando batíamos o carro, ou quando acontecia um corte no orçamento. Jamais entrávamos em pânico. Alguém trancava o quarto para chorar na família, e ela enchia a casa de flores para chamar as abelhas de volta ao mel.

Sua receita consistia em não se desesperar. As frases negativas possuíam força de ímã de maus conselhos.

Invertia as expectativas, renovava o poder da oração, mostrava que não tínhamos certeza se a situação desfavorável não viria para abrir caminhos mais duradouros e definitivos.

— Quem diz que não foi o melhor do ruim, que fomos poupados de algo mais grave? — perguntava.

Minha mãe saía comigo quando perdia um emprego e brindava ao desconhecido:

— Fecha-se uma janela, abre-se uma porta.

Trocávamos o sangue das batalhas por duas garrafas de vinho. No lugar da camisa ferida e da mortalha do desânimo, a toalha manchada da mesa representava o nosso santuário da confiança. Não acusávamos o golpe. Pois, quanto menor a realidade, maior será a esperança.

Veneramos a paixão, a vertigem de conhecer alguém, o desconhecido, as primeiras conversas, os primeiros beijos, o susto do ciúme, a fissura, a insônia do desejo. E a rotina sempre é vista como algoz do entrosamento, como a culpada pelo fim da atração.

Não é justo. Amor feliz é amor velho. É amor usado. É amor gasto onde conhecemos o outro pela telepatia, onde não mentimos e nem fazemos cerimônia para expressar as nossas vontades. E quando se alcança o reinado da simplicidade, não há a urgência de sair para impressionar, de gastar para passar bem, basta uma comidinha caprichada e um chamego completo.

Relacionamento é como pano de prato. Quanto mais antigo, mais seca.

Logo que compramos, ele não serve para nada. Não lustra coisa alguma. É uma esponja seca. Uma gaze. Espalha as gotículas das vasilhas mais do que suga. Os fios estão separados demais no tecido para conter a água, esticados excessivamente.

Ele é bonito para estender no tampo de vidro do fogão, mas não é prático. Enfeita e não resolve.

Pano de prato precisa de gastura para funcionar. Após um ano é que ele realmente absorve. Antes **é** decorativo. Antes serve para ser exibido às visitas.

Ele oferece sinais de seu poder de ação quando fica manchado e castigado. Quando é um trapo das batalhas e almoços familiares.

É quando você quer jogá-lo fora que se torna valioso. É quando você já o cogita para a limpeza do chão e do banheiro.

Naquela aparência imprópria, com indícios de aposentadoria, é que ele encontrou sua maturidade sua rapidez, sua competência.

Curioso que ele vira seu braço direito no serviço doméstico quando você perde a esperança e já não vê mais chance de ele voltar a ser branco. É ao virar uma relíquia feinha que atinge a plenitude de seu trabalho.

O mesmo acontece com a intimidade. No instante em que você deseja se separar é que verdadeiramente a relação começa. Só quer se separar quem está impregnado de realidade, encardido de presença, abrindo a guarda e se esforçando para dar conta da louça suja dos defeitos.

Amor é como pano de prato. É o tempo que traz a experiência. É o tempo que ajeita as arestas.

Amor velho é o que permanece, pois é o unico que secará suas lágrimas.

Mãe que é mãe, mas mãe mesmo, diplomada e pós--graduada, tem que possuir uma receita de família e fazer charme para contar. Uma receita que herdou e agora é só dela. Uma receita caseira, inescrutável, que não passa para ninguém, que não anotou em livro nenhum, que muda de assunto na hora de entregar os ingredientes e o preparo aos filhos. Uma receita que permanece na tradição oral e que é capaz de mudar o mundo, o destino de um casamento, recuperar uma amizade, resolver a renga entre judeus e palestinos, desfazer depressão e mau-olhado.

É uma receita divina, de dar água na boca e também umedecer os olhos.

Pode ser uma sopa de tomate, uma pizza alta, um quibe, um arroz-doce. Quanto mais simples, maior a magia.

Sabe aquele pudim de claras perfeito? Tipo isso. Uma receita que a parentela inteira espera com suspense, que se transforma em presente de aniversário e coroação de datas festivas. Uma receita que não é feita sempre, que não é banalizada, mas só realizada depois de muito apelo e insistência.

E daí a mãe coloca o avental e fecha a porta da cozinha para ninguém observar. Só escutará o barulho das panelas e será envolvido pelo cheiro de baunilha escapando pelas frestas. Talvez a senha seja caramelizar a forma. Talvez seja a batida dinâmica das claras para triplicar o tamanho. Talvez seja o pouso das claras batidas na forma com aquele estampido seco que anuncia o sucesso. Talvez. Não se sabe, ela não confessa, e todos ficam fantasiando o truque.

Uma receita que é a fórmula da Coca-Cola, que é o último segredo de Fátima, que é a profecia de Nostradamus, que a mãe promete um dia revelar ao filho, e ele fica se comportando o resto da vida aguardando o instante de merecimento. Não duvide que aconteça somente no último suspiro, nas derradeiras palavras, quando o filho com caneta e caderninho à beira do leito de morte anota às pressas, torcendo para que ela tenha força para terminar a frase.

Mas não é qualquer pudim, mas O PUDIM, simétrico, escandalosamente bonito, com a calda escorrendo como a neve nas mais altas montanhas do Nepal. O pudim que sugere ter sido criado num feitiço, a ser medido com uma régua e esquadro, comprovando que os dois lados apresentam os mesmos centímetros de comprimento e de altura.

Mãe quando é mãe de verdade tem uma receita de estimação que não abre. Guardar o mistério é o que lhe confere o status de toda-poderosa Nona.

Nada é capaz de despertar tanto a alegria de minha mãe como potinhos.

Ela é a rainha dos potes: não joga nenhum fora. Mantém uma riqueza paralela sob a forma de plástico. Compra vários suportes transparentes no supermercado e ainda reaproveita as embalagens de sorvete e de margarina. Sua despensa encontra-se sempre cheia com um batalhão de vasilhas e tampas de todas as cores e tamanhos. Contaria com provisões para atender ajuda humanitária da ONU e da Cruz Vermelha.

Se eu abrir a porta do armário com muita pressa, posso ser soterrado por uma avalanche.

Os potes têm uma simbologia especial. São os fretes de seu amor, os carretos de sua gentileza. Recorre a eles para dividir as porções generosas de sua comida. Mesmo morando sozinha, cozinha como se os quatro filhos ainda estivessem à mesa. Não mudou a quantidade de ingredientes e a medida das receitas de antigamente.

A mãe prova e demonstra que nos ama pelo estômago. O estômago é o seu coração.

É impossível sair da casa materna de mãos vazias, sem uma sacolinha, com um pedaço de bolo, uma fatia de pudim, um pouco de ambrosia ou uma cumbuca de feijão de banha.

A cena é a mesma, conheço de cor. Quando digo que tenho que ir, ela se levanta de supetão e apressa os seus passinhos para o fundo da casa: "Ah... Só um minutinho". E desaparece. Ouço o som da geladeira abrindo e fechando, o tilintar de talheres, e ela ressurge com uma marmitinha para mim. Eu respondo que não precisa, ela insiste e engancha a encomenda em meus dedos.

Ao beijá-la para me despedir, ela abençoa a minha testa com o sinal da cruz e pontua com firmeza, tal mandamento bíblico: "Não esqueça de me devolver o potinho."

Na verdade, ela não se importa com os potes, mas comigo. O pote é um pretexto. Eu já entendi que toda mãe guarda os potinhos para garantir a próxima visita do filho. A devolução é a esperança de que terá novamente as suas crianças grandes por perto.

Meus padrinhos eram os meus avós paternos. Mas, como já eram avós, esqueceram que eram os meus padrinhos.

Tinha inveja da madrinha do meu irmão Rodrigo: Nayr Tesser. Sempre atenta, sempre com visitas inesperadas cantando Edith Piaf. Sempre alegre. Sempre com papagaios nos ombros, seus originais animais de estimação.

Eu recebia meias e chocolate Bis, Rodrigo ganhava Ferrorama e Autorama. A concorrência desleal não permitia dúvidas. A tristeza não decorria da comparação, mas da intensidade de seu amor. Tampouco me ressentia da diferença econômica dos mimos, e sim da algazarra das visitas.

Nayr representava uma mulher moderna já nos anos 1970: independente, falando de sexualidade abertamente, não devendo a ninguém, carismática e fortalecendo a identidade a partir da generosidade, não do egoísmo e do alheamento. Dava até pena interrompê-la. Calava os mais céticos. Professora de linguística, politizada, comprava briga pelas minorias e defendia a pureza firme da ética em contraste com a imperfeição das leis.

Ou eu babava ou suspirava por ela.

Além de ser a melhor amiga da mãe, cuidava da gente indiscriminadamente. Veraneávamos em seu chalé em Imbé. Ela nos salvou várias vezes do calorão sem trégua de Porto Alegre. Fornecia gibis que não havia como comprar. Ampliou nosso repertório alimentar com iogurte caseiro e açúcar mascavo.

Figura avançada, libertária, libertadora, inquieta, que me enchia de orgulho por não compreender inteiramente. Despertava mistérios por qualquer lugar que passava. Enfrentava oposição e resistência porque nunca foi submissa neste mundinho machista.

Com lenço no pescoço e olhar claro de ametista, abria caminhos na fogueira das vaidades. Chamávamos de Joana D'Arc da família.

Não esqueço de um dos seus gestos mais emblemáticos. Quando defendeu a tese de doutorado na UFRGS, pediu licença para a banca e retirou de sua malinha um porta-retratos.

Ali, respeitosamente, como se fosse seu criado-mudo, colocou a foto em pé na mesa. Era a imagem de seu marido falecido, Henry. Para que ele pudesse assistir a sua argumentação de onde estivesse.

— Quero prestar homenagem ao único homem que teve coragem de casar comigo.

Que sirva de exemplo infinitamente. Depois de duas décadas daquela banca, os homens não aprenderam e ainda têm medo de mulheres bem-resolvidas.

Almocei com oito senhoras, tias e amigas da minha sogra, em Belo Horizonte.

A anfitriã Zelinha preparou uma galinhada no pátio, com mesas de madeira às sombras de jabuticabeiras. A horta simbolizava o nosso ventilador de temperos. Vinha o cheiro de hortelã e de alecrim com a brisa, coisa gostosa. Puxava o ar com força como se estivesse no meio de um bosque.

Eu era o único homem naquele clube de mulheres mais velhas, na faixa dos 75 anos. A princípio, notei a raça superior feminina. A maioria, com duas exceções, experimentava a viuvez havia um bom tempo. Os homens morrem mais cedo, apesar de fazerem muito menos dentro e fora de casa do que as mulheres. Pelo histórico familiar, já imaginei a minha Beatriz depois da minha morte, velhinha, linda de preto, magra e elegante e não sentindo em nada a minha falta. Doeu, mas não há como conter a vida.

As viúvas não mencionavam seus falecidos. Pareciam estar mais felizes agora do que quando casadas. Isso doeu também, porém logo entendi que não se pode ficar preso à memória.

Fui descontar meus medos do futuro tentando puxar conversa. Afinal, precisava me sobressair naquele grupo, mostrar minha trajetória gloriosa e excitante.

Desfrutava da vantagem de uma carreira no auge. Quebrei as pernas e os braços lentamente. Não conseguia me encaixar em nenhum tema, elas falavam rápido demais. Trocavam de assunto com altivez, e não permitiam repescagem. Quando raciocinava algo inteligente, o papo já havia migrado para uma nova reflexão e eu perdia a deixa. Política, economia, roupas, dietas, eu sempre sobrava. E elas não apresentavam nenhuma compaixão comigo. Iam passando de mão em mão as panelas e as palavras.

Daí decidi me vingar e trazer à tona as minhas recentes leituras e os filmes vistos no cinema. Sou um cinéfilo e um rato de sebo. Para ver, por exemplo, faltavam apenas uns três títulos dos concorrentes das principais categorias do Oscar. Tampouco obtive silêncio e empatia. Elas tinham assistido a mais filmes que eu, e lido mais no último mês. As velhinhas foram se transformando em comentaristas e resenhistas velozes e furiosas. Calei a boca e entrei em depressão durante o restante das horas.

É impossível concorrer com a programação cultural das aposentadas. Aprenda isso!

Aprendi da mais constrangedora forma. Elas ainda me jogaram na cara visitas a exposições, vernissages, peças de teatro e concertos da Filarmônica. Quando comentaram das encenações no Royal Opera House, em Londres, e dos musicais da Broadway, em Nova York, o terror exagerou e passou do ponto. Arcava com a maior humilhação intelectual da minha bagagem. Suei frio e me escondi debaixo das jabuticabeiras. Por pouco, Beatriz não ficou viúva ali mesmo.

A felicidade familiar pode ser medida pelo índice de frequência do sofá da sala.

Quanto mais a família se encontra na sala, seja para assistir televisão, seja para suspirar pelos excessos do almoço e da janta, mais ela estará unida. Significa que todos preservam um tempo para se olhar nos olhos, para implicar, para se atualizar de afeto. Todos se procuram para conversar e saber como está a vida. Todos são todos, não cada um em seu quarto, cada um em seu celular, cada um em seu computador. Por um momento, ainda são todos.

O sofá da sala é filho da mesa de jantar. O sofá da sala é uma segunda cama, uma cama suplente para cochilos fora de hora. O sofá da sala é a preguiça coletiva. É o nosso lounge pré-histórico.

A manta que o sofá recebe, devido a um rasgão, é condecoração pelo uso. Família feliz tem manta no sofá. Pela estima, o sofá transforma-se no móvel mais difícil de ser trocado. Pois é um santuário de lembranças. Cria-se uma compaixão com sua velhice. Pode estar puído e gasto, com as molas frouxas ou almofadas viradas para tapear os furos, e não se joga facilmente fora. Ele é a cola da casa, o rejunte dos laços, o bote salva-vidas nas crises. Os filhos e pais pulam no sofá nas tempestades financeiras, esperando o sol voltar. É também o sinônimo de festas e da bonança. Ali, visitas frequentes assumem a condição vitalícia de amigos e conselheiros, parentes enxergam um refúgio para sorrir e preservar as histórias engraçadas da linhagem.

Família desunida não fica no sofá. Seus integrantes fogem para os quartos, fecham sua solidão em fones de ouvido, realizam a refeição em separado, mexem na geladeira em escalas diferentes, mal se partilham, mal se abraçam, mal se beijam.

O sofá é imovelmente novo e triste, como numa loja de decoração para ser vendido. Não é arrastado, não caminha com o peso da algazarra. Sem cheiro de ninguém. Sem farelos de pão e salgadinhos. Sem pipocas perdidas debaixo de sua base. Sem os círculos dos copos gelados. Sem conhecer produtos milagrosos de tira-manchas. É apenas um sofá, em vez de simbolizar o patrimônio da alegria caseira.

Na minha infância, os quartos eram sempre menores do que a sala. As camas eram menores do que o sofá. Para aprendermos a conviver e jamais nos escondermos no castelo das individualidades.

Tenho um quebranto por uma espécie de chatice.
A chatice carinhosa da memória.

Porque eu compreendo de onde que ela vem, e ela atingirá a todos, sem exceção. É o inexorável legado da condição humana.

Depois da vaidade da aparência, da mão de obra, do sucesso e da potência etária, a única vaidade que sobrará em nós é a da experiência.

Não seremos mais jovens para nos exibir, nem fortes para nos impor, a imaginação será uma operação menor em nossas faculdades mentais, restará tão somente lembrar e dizer que estávamos presentes na transformação da cidade e dos hábitos.

É a implicância natural dos amigos dos pais, que nos abraçam com susto: "Não acredito que é você, eu já troquei as suas fraldas."

Não leve a mal a observação, trate-a com a leveza da graça. Deve ser mesmo difícil rever alguém que foi bebê de colo. É ultrapassar a régua da existência e usar a infinita fita métrica das palavras para mensurar as perdas e ganhos do amor e da amizade.

É a repetição querida de histórias do avô e da avó, que, ao me buscar em casa, novamente dirão: "Eu vi esse bairro crescer, era só mato e terreno baldio."

Se possível, arrume o melhor riso para não desampará-los no vácuo da biografia. Ficarão felizes com a audição atenta. Procuram testemunhas de seus feitos para justificar tudo o que enfrentaram em oito décadas.

É certo que, ao passar de carro pelo Beira-Rio, tecerão um comentário pela enésima vez: "Lembro quando construíram o estádio sobre as águas do Guaíba."

A conversa profética parece egressa das páginas do Antigo Testamento: eles suspiram com uma mirada funda e leem em voz alta trechos inteiros de seu diário.

Eles não repetem porque se esqueceram o que falaram um dia. Repetem pois não há como conter a estupefação de ter vivido muito. É um transbordamento incontrolável de recordações, que ultrapassa o muro da Mauá. "Nós enfrentamos a enchente de 41, quando o rio ocupou todo o centro, e andávamos de botes."

Olhar para eles é sempre comparar, olhar é sempre reprisar, olhar é nunca mais ter os dois pés no presente. Os avós estão parte comigo e outra parte, remota e inacessível, lá atrás no tempo.

Escuto a história de novo como se fosse a primeira vez. Vejo que logo a mesma doença benigna da idade vai me atingir e espero que os meus netos partilhem a mesma complacência comigo.

Quando criança, os meus pais me acordavam com a didática do grito. Não surtindo efeito, iam lá mexer nos meus ombros. Não cumprindo a sua missão ainda, puxavam as minhas cobertas. Na época, não havia celular, muito menos alarme dos aplicativos. Rádio-relógio era caro e ficava na cabeceira dos adultos (a estação preferida tocava música na hora marcada, rompendo a quietude).

Eu lutava contra as táticas militares materna e paterna. Procurava uma prorrogação, uma soneca, um adiamento fingindo dormir.

Só não resistia à estratégia da avó Elisa. Ela sabia acordar as pessoas, inspirar o sonho de olhos abertos. Tinha PhD do sereno da madrugada e do galo cantando.

Ela me despertava pelo olfato. Pois não é pelo ouvido que acordamos, mas pelo nariz.

Ela recolhia um maço de hortelã da horta e espalhava perto de mim. Não soltava um pio, não falava nada. Entrava silenciosamente no quarto abafando as tiras do seu velho chinelo e largava o seu contrabando de ervas pelos travesseiros.

Com o cheiro forte do tempero, estranhíssimo naquele cenário de linho e penas de ganso, eu saía do conforto dos lençóis. Não tinha como continuar dormindo — a curiosidade se fazia mais forte do que a dormência. A hortelã berrava com o seu perfume. Ninguém consegue se defender do seu aroma forte, lembrando os assados do Natal e do Ano-Novo. Provocava imediata fome e repentina avidez pelo sol.

Assim que me punha de pé, a avó zombava de mim, vitoriosa de seu jeitinho:

— Já se levantou? Podia ter dormido mais. Acordou dez minutos antes da hora.

Até hoje, no momento de pular da cama, procuro se não existe um ramo de hortelã por perto.

Minha avó não está mais aqui, o câncer a levou para longe, mas ela achou um modo todo seu de entrar em minha respiração e me dar bom-dia.

Pelos atalhos indeléveis da respiração, a vó demonstrava a sua sagacidade no entendimento da gênese do apego.

Logo que a criança nasce, nas primeiras semanas depois do parto, a mãe deve evitar o uso de perfume para não confundir o filho.

O cheiro do corpo materno será a maior ligação que o bebê terá com o mundo. Tanto que ele costuma chorar no colo de qualquer um, menos no colo da mãe, pois reconhecerá imediatamente o cheiro do pescoço. Só o olfato já o acalmará.

Pôr o pequeno no peito, ainda que não seja para mamar, trará o conforto da pele conhecida, o agrado de pertencer a um lugar definido depois do ventre.

É pela respiração que nos sentimos amados, antes das palavras, antes dos gestos.

O bebê mal pode enxergar, mas já sabe quem é quem pelo suor, pela química dos poros. É uma conexão primitiva, quase inexplicável, de animal com o seu ninho.

Quando ele inspira a pele da mãe, estabelece um endereço de proteção. Talvez represente o momento oficial de seu nascimento: quando ele liga o wi-fi da personalidade. Todo perigo se apresentará fora daquele corpo, daqueles quadrantes, daquela bússola.

A maior parte de suas lágrimas decorre de quando se vê distante do seu cheiro de existir, presente na mãe. É o seu primeiro cueiro, a sua primeira manta. É o seu esconderijo na luz, o seu ferrolho para entender o que está acontecendo e onde veio parar.

Suas lembranças primevas descendem do faro, o seu canal de comunicação com os outros.

Não é por menos que, adultos, nos comovemos com um olor, sem fixar a origem da atração. Surgiu certamente do berço, da nossa fulminante e arrebatadora estreia. Eu, por exemplo, sou apaixonado por hortelã. Numa conversa à toa com a mãe, descobri que era o seu chá predileto nas minhas semanas iniciais de vida.

Dos três mil odores que um ser humano pode colecionar ao longo de sua trajetória, há um apenas que lhe dará segurança.

Quando abraçamos a nossa mãe, refazemos a mágica da fragrância fundadora. Não há melhor abrigo para nascer de novo.

Se hoje eu controlo a raiva, suporto a pressão do trabalho e negocio prazos com a minha ansiedade, devo isso à paciência para a leiteira. A leiteira de ferro amassado da infância.

Jamais decifrei o segredo da operação quando era pequeno e guardião do fogão no turno da manhã. Despontava como um dos mistérios da humanidade, pareado ao monstro do Lago Ness e do Abominável Homem das Neves, figuras míticas que lia na coleção "Grandes Civilizações Desaparecidas", de meu irmão.

Não existia chance de colocar o leite a ferver e apagar antes de transbordar. Acho que nunca se alcançou tal proeza. Nem eu, nem ninguém. Não se tratava de um fato comprovado, mas de um desejo familiar impossível.

Eu permanecia dez minutos olhando fixamente para a leiteira aquecendo, sem piscar, sem pestanejar, focado, concentrado, mas era virar um pouco o rosto para o lado que o leite subia e sujava tudo. Um descuido mínimo e perdia o momento. Um cumprimento a alguém que surgia na cozinha e meu trabalho era desperdiçado.

Busquei a vida inteira apanhar o leite antes do transbordamento e nunca consegui. Foram dezenas, centenas de vezes que tentei e fracassei e me via depois passando a bucha, desanimado, entre as bocas de fogo. Bocas que riam da minha cara. O fogão bebia a maior parte do leite de casa. O fogão se lambuzava e ironizava minha tarefa.

E fazia a maior bagunça sempre, o que acarretava tirar todas as grades e recuperar o brilho do aço com álcool.

Quando minha mãe pedia para cuidar do leite, eu já sabia que teria que limpar o fogão. A vigilância e a limpeza estavam lado a lado, como sinônimos, no dicionário do cotidiano.

Acredito que a leiteira possuía um inacreditável e secreto sensor de presença facial. Ao mínimo movimento, a erupção do vulcão. Não havia como remediar, suspirar, gritar, espernear. Nada impedia a correnteza cálida. O mal estava feito. Segundos incontornáveis de lava branca escorrendo pelos caminhos das panelas.

Se hoje eu sou competitivo, não aceito derrota e nego a retratação mesmo desprovido de razão, também devo isso à leiteira de ferro amassado da infância.

Quando a criança gosta de uma roupa não tem mais como lavá-la. Não tem mais como convencê-la a tirar. Pode ser um capuz, um tênis, uma camiseta. O fetiche já surge desde pequeno, como a encarnação de um conto de fadas.

Toda criança aprende a se defender da realidade com a imaginação — é uma arma poderosa e também incontrolável.

Não invente de vestir seu filho com a fantasia do herói predileto. Vai se arrepender. Ele não desejará voltar a ser como antes. O impulso para agradar enfrentará a resistência ferrenha para desfazer a magia.

Na minha infância, a mãe decidiu ceder ao apelo do Super-Homem. Comprou o uniforme completo: a sunga vermelha, o cinto amarelo, a camiseta azul colada e a capa.

O que ela pensou que duraria um dia atravessou a eternidade da birra. Quem disse que eu aceitava me despir? Foram várias noites dormindo com a capa, recusando tomar banho ou correr o risco de ser enganado. Nem com kriptonita do Nescau quentinho de noite eu cedia. Acreditava que seria capaz de voar, precisava apenas me acostumar com a vestimenta. Eu me tornei brinquedo de mim, o que complicava duplamente o desapego. Não havia como me colocar na estante e esquecer a brincadeira. Não admitia perder a realeza do transe.

Só desisti quando minha irmã pôs a fantasia da Mulher-Maravilha na semana seguinte e surgiu na minha frente procurando brincar. Só concluí que se tratava de uma imitadora barata, sem personalidade. Ainda desejava passear de duplinha e formar a Liga da Justiça no quarto. Estava mais para um disfarce de Lex Luthor.

Fui sonhar de Fabrício que era mais seguro.

Na escola, tinha dois amigos: o Betinho, que residia num casarão com piscina na rua Lajeado, e o Ricardo, que ficava numa garagem na Carazinho.

A turma se encontrava com frequência na casa de Ricardo e jamais botou o pé para dentro do portão da mansão de Betinho — só imaginávamos como deveria ser espiando pela entrada das cercas altas.

Ricardo morava numa garagem transformada em apartamento. Era uma única sala-cozinha, banheiro e dois quartos, aposentos separados por cortina de box de banheiro. Podíamos ver tudo o que acontecia logo na porta. Não havia como se esconder do convívio.

Sentávamos na cama dele e no chão. Dez crianças no contraturno da escola. Jamais se fazia de rogado para nos receber. Se havia feijão na mesa, nos convidava para almoçar. Cada um com um prato diferente. Já comi feijão ali numa caneca de café por absoluta ausência de louça suficiente. A mãe dele gostava de ver os meninos e meninas por perto, providenciava limonada para animar a conversa. Eles tinham tão pouco, mas repartiam igualmente. Armávamos campeonato de futebol, trocávamos figurinhas, passávamos a limpo os cadernos juntos e ajudávamos nos temas. Dividíamos a bolacha Maria em três pedaços para atender a todas as mordidas.

Num espaço para dois carros ocupado por poucos móveis, estacionávamos a nossa felicidade. Não via o tempo passar porque a extensão do lugar aumentava na cordialidade das pessoas. Eu me sentia importante pois sempre era tratado como alguém da família.

Por sua vez, insistíamos para conhecer a casa de Betinho, e ele sempre dava uma desculpa. Mentia que não estava na residência — várias vezes apertávamos a campainha e ninguém atendia, apesar das vozes e dos latidos nítidos no pátio. Seus pais não desejavam que o filho se misturasse a diferentes classes sociais ou padeciam do receio de indiscrição, roubo ou que algo de valor quebrasse em nossa passagem. Nunca saberemos.

Ele era quem mais desfrutava de condições para nos acolher (contava com empregada uniformizada) e terminava sendo o menos receptivo. Foram oito anos sem nenhuma visita. Sua merenda também destoava da nossa tradicional, de suco, maçã e fatia rala de pão: sanduíche gordo de ovo e presunto. O único a beber refrigerante no intervalo. O único a realizar cálculos com calculadora. O único que um motorista buscava na saída da aula.

O excesso de um lugar incomodava, a falta do outro aproximava. Enquanto o dinheiro afastava e produzia medo da convivência, a penúria improvisava e multiplicava sua ternura.

Até hoje guardo essa impressão. Casa de rico vive vazia. Casa de pobre vive cheia. Casa de rico faz cerimônia. Casa de pobre recebe sem medo. Por que será?

Quando terminava o ano letivo, eu tinha a missão de reunir os livros usados em aula e apagar o que escrevi para oferecê-los ao caçula. Era uma obrigação limpar as respostas. Levava dias e duas borrachas brancas para desaparecer com aquilo que aprendi durante uma série inteira.

Da lista escolar, apenas comprávamos os cadernos. Estudávamos na mesma escola e reutilizávamos os livros de exercício. Meu irmão mais velho reproduzia o gesto comigo. História, Geografia, Matemática, Língua Portuguesa e Ciências, as obras migravam de um nome para outro na aba de rosto sem trocar o sobrenome. Folheava os fascículos e em cada pergunta constava o relevo da letra emendada do

Rodrigo, como um adubo do meu conhecimento, papel vegetal da minha alma. Ele nunca deixava nada sem preencher — sua inteligência e presteza me apuravam. Queria ser como ele, dessa forma seria melhor do que eu.

Suas marcas me inspiravam a não desistir, a cavar a solução dos problemas e equações. Pois, se ele respondeu, é porque existia a resposta, e isso me confortava a continuar buscando o resultado no fundo da memória. Às vezes, quando não sabia a questão, tentava trapacear e passar minha letra por cima da dele. Nunca estive sozinho na dúvida. Ele me apoiava secretamente, tal tutor da caligrafia.

Predominava na época uma grave consciência de herança, de que deveria seguir os seus caminhos curvos da palavra e retos de conduta.

Jamais recebia um livro inédito. As linhas sempre estavam pressionadas pela mão direita do Rodrigo. Quando realizava os temas, eu também mantinha o capricho de não afundar demais o lápis, para não atrapalhar o Miguel no ano seguinte. Escrevia leve, acariciando a folha. Não podia estragar o conjunto, rasgar algo, prejudicar a capa, desenhar nas bordas, colar adesivos. A responsabilidade já aparecia na ponta dos meus dedos.

Havia a noção de que o livro era coletivo, não pessoal. Representava um patrimônio de todos os filhos. Não seria posto numa caixa de pertences para nunca mais nem jogado fora. Estudar significava cuidar. Assim eu fui educado a não ser egoísta e possessivo, a não me sentir dono da verdade, a ceder o espaço para quem vinha depois de mim.

Livro importante era livro passado adiante.

Pai e mãe não conseguem colocar fora nada do filho. Fracassam. É um esguicho de tinta no caderno e pretendem emoldurar.

Sofro da mesma síndrome e entendo direitinho a compulsão.

Nem me refiro a retratos desfocados ou aos primeiros sapatos de crochê.

Você ganha a coleção de desenhos das creches, todos os trabalhos realizados em aula, desde a mão com tinta na folha até a colagem de gravetos, e deseja achar um lugarzinho no armário abarrotado. Não há folga na estante, talvez seja necessário descartar a escritura e os documentos do imóvel. Afinal, filho é filho, filho é prioridade.

São pastas e pastas coloridas, e você acha que descartar é como jogar o amor no lixo, que será estigmatizado como insensível, que o filho um dia irá descobrir: "Onde está o meu desenho de caramujo subindo na árvore?"

Você mantém a montanha de rabiscos como se fosse a evolução artística e mirim de um Picasso. Para preservar o acervo escolar de dois filhos, por exemplo, você tem que comprar outro apartamento. Estará entre a cruz e a espada, o desapego ou o despejo.

O que não raciocina é que, se o desenho fosse uma obra de arte, a creche ficaria com o material, mas ela faz questão de passar adiante. No final do ano letivo, a professora entrega o dossiê criativo de seiscentas páginas com um riso sarcástico:

— Pai, não esquece que é para mostrar para ele quando ficar adulto.

Guardar isso durante quinze anos? Não conserva sequer os canhotos da reforma durante tanto tempo.

A culpa é uma colecionadora compulsiva.

O momento trágico ainda é quando inventa de estampar uma camiseta com foto do filho. Como se desfazer dela depois?

A imagem estará granulada, apagada, desbotada, já parece um alien, não mais um bebê, e ainda assim não contará com coragem para o descarte. Ninguém mais lê o nome da criança e a manifestação mimosa, mas você se engasga inteiro para se despedir dela. Comparativamente, o uniforme da pelada com os amigos, que serve para lustrar os móveis, tem mais condições de jogo.

A impressão é que uma câmera vem perseguindo e registrando seus movimentos pela casa e que o ato seria visto como um crime imperdoável. Não há como liberar o pano para a caixinha da campanha de agasalho discretamente sem fungar de piedade. Você não possui uma recordação, é ela que possui você. Age desconfiado e paranoico com a própria sombra, como um guarda do Vaticano protegendo o sudário.

Amor de pai e amor de mãe desrespeitam o aproveitamento de espaço. Talvez porque ambos intuem que, na adolescência dos filhos, não receberão mais nenhum cartão e declaração emocionada e tremida de "eu te amo". O excesso da infância termina sendo uma reserva de carinho nos períodos de longo silêncio.

Obrigado, mãe, por não ter me tornado sua única fonte de felicidade. Obrigado por ter uma vida diferente da do meu pai para ampliar as minhas escolhas e poder me espelhar. Obrigado, mãe, por trazer os seus amigos para a residência, assim compreendi que as amizades completam a família. Obrigado por não ter sido submissa e calada. Um dia ruim acaba e não compromete a semana. Obrigado, mãe, por ter saído com suas amigas para beber e se distrair, assim eu recebia duas vezes o seu beijo de boa-noite: em sua partida, acordado, e em seu retorno, dormindo. Obrigado, mãe, por defender seus pontos de vista, suavizando os argumentos ao piscar com o olho direito. Toda discussão era uma aula de paciência — esperar o outro falar para, então, opinar. Obrigado, mãe, por dedicar alguns dias das férias para viajar como casal e namorar — foi o tempo que desfrutei da companhia dos meus avós. Obrigado, mãe, por nunca me abandonar e também nunca me sufocar, por ficar perto e não em cima me vigiando e me avaliando. Obrigado, mãe, por trabalhar fora e me ensinar o que é saudade. Obrigado, mãe, por ser feliz com o meu pai e se separar quando já estava triste. Não odeio o casamento por sua causa. Obrigado, mãe, por não me anular sendo perfeita, mostrando que explodia, que errava, pedia desculpa e seguia adiante. Obrigado, mãe, por chorar e não criar a solenidade das lágrimas, sei chorar bonito como você e nunca me escondo no quarto, a tristeza precisa da casa inteira e um pouquinho de música ao fundo. Mas obrigado também por não censurar a algazarra da alegria, a gargalhada é a nossa percussão, ríamos alto até perder o ar. Obrigado, mãe, sinceramente, por não exigir que minha irmã sentasse de perna fechada, de boca fechada, de alma fechada, somente porque era menina. Não passou o machismo pela atitude. Obrigado, mãe, por entregar os presentes com cartãozinho, a dedicatória continua sendo o melhor embrulho das surpresas. Obrigado, mãe, por confiar em mim e não reservar assuntos para contar apenas quando fosse adulto, pois segredos viram traumas. Você costurava minhas roupas e minhas falhas de um jeito invisível, por dentro, conversando pontualmente de igual para igual, jamais guardando mágoas e rancor, jamais descontando alguma raiva atrasada. Obrigado, mãe, por cobrar tarefas de casa, não arrumar minha cama e não acobertar minha preguiça, assim aprendi que nem sempre posso fazer o que quero. Obrigado por ser chata e dar conselhos quando desejava não pensar e não prever as consequências. Obrigado por estar no meu caminho, impedindo a passagem, quando estava enfurecido e decidido a aprontar. Seu bloqueio doeu como uma porta na hora, agora vejo o quanto significava um abraço. Obrigado, mãe, por não entrar em meu computador e não mexer em minhas gavetas para descobrir quem sou. Não precisamos de investigação, bastava oferecer a palavra. Absorvi o respeito pela privacidade, não sofro de desconfiança, não acho que as pessoas procuram me enganar. Obrigado, mãe, por não me anular com sua presença, com sua dublagem, não falando por mim, não sentindo por mim, não sofrendo por mim. Obrigado, mãe. Se hoje sou independente e dono de mim é porque você me antecedeu com seu exemplo.

Até o quinto dia de vida, é obrigatório o Teste do Pezinho. Com a amostra de sangue do calcanhar do bebê, pode-se prevenir algumas doenças sérias de nomes complicados como fenilcetonúria, hipotireoidismo congênito, fibrose cística, anemia falciforme, hiperplasia adrenal congênita e a deficiência de biotinidase.

Existe, depois, um outro teste do pezinho com os filhos para antever se realmente amam os pais. É um exame poético e sutil que detecta o alto grau de saudade e apenas deve ser feito com crianças acima de 10 anos, nos momentos de partidas e despedidas em aeroportos e rodoviárias.

É quando o filho levanta o pezinho para dar o abraço. Poucos reparam, mas ele traduz perfeitamente todo o apego filial.

É um upa forte, onde as pernas saem do chão.

Se os pais enxergassem o movimento de impulso, estariam chorando compulsivamente e não viajariam mais.

A pessoinha fica na ponta dos dedos para descarregar o peso inteiro nos braços e agarrar o pescoço do pai ou da mãe. Revela uma coreografia de esforço, um balé de maravilhamento do amor.

A criança sobe uma escada imaginária para melhorar o abraço. Pula no trampolim das lembranças. Cresce cinco centímetros voando para apertar com mais força os lábios em nossas bochechas. Monta o pônei dos sonhos para alcançar os nossos ombros. Atinge a equivalência, numa mágica da presença, num piscar de olhos.

A parte de cima é de um bebê, agarrada em nosso cangote. A parte de baixo já é de um adolescente impulsionando o corpo e suportando ausências. Metade berço, metade cama de casal. Metade infância, metade adolescência. Um centauro focinhando no jardim dos nossos cabelos.

A saudade não tem altura para ser adulta. Quando os dias são meses e os meses são anos.

O tempo para com os pezinhos levantados. Nem os querubins têm asas tão bonitas e plumosas.

Não desejamos nos incomodar com tarefas desagradáveis. Não pretendemos ceder espaço a contrariedades. Não há interesse em lavar louça e roupa, em arrumar o lar, em faxinar o banheiro, em suar com aquilo que é provisório e será refeito no dia seguinte. Há a compulsão por sair de casa e permanecer na rua o máximo possível. Come-se em restaurantes a semana inteira para não sujar o fogão. Casamentos são realizados de uma hora para a outra, por um clique na web. Romances são desmanchados com a mesma rapidez, simplesmente alterando o status do Facebook. Não existe maturação para conhecer alguém, dispensou-se o período de namoro e noivado. Ninguém mais pretende sentir dor, luto, perda. O amor não é para sempre, analgésicos e ansiolíticos dormem no céu da boca. Os velórios acabam feitos no modo drive-thru.

As novas gerações só procuram o que provoca euforia. Não aguentam passar dificuldades — não largam a casa dos pais mesmo adultos e trabalham em empregos temporários para economizar e viajar. Não moram sozinhos tão cedo, não entendem o que é atravessar a penúria em nome da independência. A adolescência é um eterno egoísmo. Morreu o sentido de formar um patrimônio, de ter uma casa própria, envelhecer junto pagando as lentas prestações e legar melhores condições aos filhos e netos.

É a época das doenças silenciosas, das fobias e dos pânicos. Como realizamos somente nossas preferências, não temos mais anticorpos sociais para enfrentar adversidades. Não aceitamos o sacrifício e a renúncia, não somos capazes de reduzir o ritmo das ambições por um familiar. O prazer deve ser constante e imediato. Como não oferecemos terreno para as tristezas e frustrações, a alegria perdeu a graça. Se tudo é alegria, nada mais é especial.

Aprendemos unicamente o que desperta o nosso agrado, desprezamos o valor do que é inútil, nossas incompetências não são mais virtuosas, não suportamos a solidão e os pensamentos, não admitimos a oposição, o contraponto e o castigo. Não pedimos desculpas (sempre encontrando uma explicação para o erro), não agradecemos nenhuma ajuda porque enxergamos o afeto como uma obrigação.

Estamos anulando o poder da véspera, de esperar por algo importante, de se preparar para um grande acontecimento.

Lembro que na minha infância eu apenas podia ter um contentamento após concluir uma atividade chata. Eu pagava pela minha felicidade. Eu tinha que trabalhar para descansar. Nada vinha de graça.

Para conseguir dinheiro e obter o ingresso da matinê de domingo, era obrigado a engraxar todos os sapatos da casa, dos pais e dos irmãos.

Uma fileira de dez pares me aguardava na escada do pátio. Pegava a graxa, a escova e a flanela e me esmerava em brilhar os caminhos e cadarços da família. Se não acabasse até o meio-dia, o cinema ficaria para o próximo final de semana. Nem reclamava para não desperdiçar preciosos minutos, nem cogitava a injustiça da ordem, obedecia com silêncio e obstinação.

Como a sessão dependia do meu esforço, eu aproveitava o dobro. Fantasiava com o enredo do filme a que assistiria. Lustrava o couro das botinas imaginando a cadeira vermelha e a fumaça luminosa do projetor sobre a minha cabeça. Desfrutava de um tempo de expectativa, para sonhar antes de viver, para valorizar cada passo conquistado, cada satisfação adquirida.

Graças a Deus nunca fiz o que quis. Assim sei suportar o desgosto das fases difíceis e cuidar do que gosto.

Sempre me espantava o tanto que os meus filhos cresceram. Nas roupas, nos gestos, nas tiradas, nas defesas dos argumentos. Pasmo que o tempo vai nos empurrando para a frente e não traz nenhuma pausa para repetir as cócegas na barriga deles ou carregá-los na garupa durante os shows de música.

Vicente, 15 anos, ultrapassou minha altura até então imponente na casa. Mariana, 22, decidiu corrigir meu português até então indefectível na casa. O pai idealizado vai sendo substituído pelo amigo humano, imperfeito e feito de falhas perdoáveis e cômicas.

Logo mais cederei meu lugar na cabeceira da mesa. Naturais o crescimento e a crítica cada vez mais exigentes.

Como não é possível deter a idade, o que noto em mim é uma metamorfose do olhar. Há uma inversão de minha mirada diante dos filhos. Como eles amadureceram rapidamente, deixo de procurar em suas feições os adultos que se tornaram, para reaver as crianças que um dia foram. Cato e recolho agora resquícios da infância em suas atitudes.

Mudei minha expedição: não perseguir mais o futuro, e sim a pureza e a magia da criancice intactas em alguma de suas frases e expressões. Folheio em seus rostos o nosso velho álbum de fotografias. Não me interessa mais saber se são parecidos com o pai ou com a mãe, com o avô ou avó, o que importa é encontrar semelhança com eles mesmos de antigamente.

Minha luta é identificar o que mantêm de quando eram crianças: talvez a curiosidade, ou a risada desbragada, ou a teimosia de dormir tarde ou a pressa de comer quando amam uma refeição.

Minhas pupilas têm pinças e espátulas para não estragar as asas das borboletas do jardim do Éden.

Todo pai, depois de ser um profeta, converte-se num arqueólogo. Não está centrado em adivinhar quem serão os seus filhos, dispõe-se a proteger a ternura dos laços primevos.

Eu me esforço em não esquecer o começo. Serei a retaguarda deles por toda a vida. Irei guardá-los quando precisarem recuperar sua identidade.

Enquanto avançam, recuo nostalgicamente.

Não estranho que voltei a adotar os apelidos que usava quando ainda trocavam as fraldas: Vi e Mari. Recorro à diminuição proposital de seus nomes para preservar o amor da filiação.

Assim como meus pais nunca mais me chamaram de Fabrício, porém de Bito. Para não esquecer que serei eternamente uma criança para quem me criou e educou.

Maturidade é jamais negar nossa origem.

Eu tenho o corpo fechado. Nada é capaz de me machucar ou ferir a ponto de me anular. Cicatrizo rápido, levanto ligeiro das quedas.

Não recebi nenhuma benção especial, não tive nenhum passe em terreiro na minha infância, não fui levado para nenhuma simpatia, não experimentei cirurgia espiritual.

A proteção vem de minha mãe. Quando pequeno, sempre que caía um botão, ela não pedia para tirar a camisa. Meus agasalhos contavam com um pronto--socorro imediato, um plantão de gentileza.

Ela buscava a caixinha de costura na segunda gaveta da sala e se ajoelhava diante de mim para costurar a roupa em meu próprio corpo. Pregava o botão na hora. Eu sentia o vaivém da agulha perto da pele; a proximidade do perigo aumentava o cuidado e a salvação. Ela encilhava a linha e contornava com perícia o rasgo. Como qualquer criança presa, eu tentava me mexer, e ela me advertia:

— Só um minutinho, senão vou lhe machucar.

E era condicionado a permanecer imóvel até ela terminar a tarefa. Até romper o fio com os dentes.

— Pronto, pode brincar agora.

Aquilo me fortaleceu sem que eu soubesse. Minha mãe, a cada peça perdida e reposta, foi também remendando minhas dores e tristezas, desatando nós e medos, reforçando a malha de minha carne diante das adversidades da vida.

Com o poder infinito do amor materno, criou uma armadura invisível de esperança. Não somente arrumava as roupas, ela reforçava os pontos cegos de minha personalidade. Dava-me forro de abraços. Acolchoava as asas com minhas penas.

Eu me emociono ao me lembrar de sua cabeça baixa e dos seus cílios rentes aos tecidos. O quanto ela rezou por mim silenciosamente naquele gesto de alfaiate. O quanto ela acendeu velas pela minha saúde no altar de seus dedos. O quanto ela desabrochou os botões de meus olhos ao oferecer o tempo de sua fé.

Não há flecha envenenada da cobiça do outro que possa me abalar. Não há punhal afiado que possa quebrar a lealdade que mantenho com a alegria.

Eu tenho mesmo o corpo costurado contra o mau-olhado, a inveja e o ciúme. Pergunte para minha mãezinha se não é verdade.

Você talvez não tenha observado.

Seu pai velhinho e sua mãe velhinha andam com as mãos nas costas. As mãos em concha nas costas. As mãos entrelaçadas na espinha dorsal.

Eles ficam dedilhando os nós dos dedos enquanto caminham. Alguns roçam a aliança grossa, outros se divertem com a textura dos calos.

Atingiram um ponto da existência em que passeiam sempre com os braços para trás, como uma alavanca, eles mesmos se empurrando para a frente.

Meu pai velhinho e minha mãe velhinha andam com as mãos atadas, presas.

Não se debatem contra os fatos, não correm pela ansiedade de serem felizes, não se protegem com os punhos, não lamentam os fracassos.

Eles estão fartos de brigas e empurrões, não apontam o dedo na cara de ninguém. Avançam com o peito estufado de pombo, sem necessidade de voar para algum lugar.

Estão disponíveis ao acaso, entregues ao vento, cada dia que vem é lucro. Agradecem o que acontece e o que não acontece. Não mais se defendem, não mais esperneiam.

Agora não esperam mais nada. Não esperam, mas gostariam que os filhos sentissem saudade em vida e abrissem as algemas com a chave do abraço.

Sobre o autor

Carpinejar é puro sentimento. Como disse Carlos Heitor Cony, "sua entrega à poesia é total, urgente, inadiável".

Nasceu em 1972, na cidade de Caxias do Sul (RS), publicou quarenta e um livros entre poesia, crônicas, infanto-juvenis e reportagem. É detentor de mais de 20 prêmios literários. Dentre eles, o Jabuti por duas vezes, o da Associação Paulista dos Críticos de Arte e o Olavo Bilac, da Academia Brasileira de Letras.

Atua como comentarista do programa Encontro com Fátima Bernardes da Rede Globo e colunista dos jornais *Zero Hora*, *O Globo* e Portal Uol. Conduz o programa Palavra Livre na Rádio Itatiaia, de Belo Horizonte (MG), de segunda a sexta, das 14h às 15h.

Instagram: @fabriciocarpinejar
Fanpage: carpinejar
Twitter: @carpinejar
YouTube: @fabriciocarpinejar
E-mail: carpinejar@terra.com.br

Impresso no Brasil pelo
Sistema Cameron da Divisão Gráfica da
DISTRIBUIDORA RECORD DE SERVIÇOS DE IMPRENSA S.A.
Rua Argentina, 171 – Rio de Janeiro, RJ – 20921-380 – Tel.: (21)2585-2000